QUELQUES OBSERVATIONS

DE

CHOLÉRA-MORBUS,

RECUEILLIES

DANS LE SERVICE DU DOCTEUR CAUVIÈRE,

ET SUIVIES DE

QUELQUES PROPOSITIONS SUR CETTE MALADIE ;

PAR J. F^s. R. THOMAS,

Deuxième Chirurgien chef interne de l'Hôtel-Dieu de Marseille,
et Médecin du Bureau des Grands-Carmes.

MARSEILLE,
TYPOGRAPHIE DES HOIRS FEISSAT AÎNÉ ET DEMONCHY,
Imprimeurs de la Ville et du Commerce,
RUE CANEBIÈRE, N° 19.

1835.

Td 57/131

QUELQUES OBSERVATIONS
DE CHOLÉRA-MORBUS.

QUELQUES OBSERVATIONS

DE

CHOLÉRA - MORBUS,

RECUEILLIES

DANS LE SERVICE DU DOCTEUR CAUVIÈRE,

ET SUIVIES DE

QUELQUES PROPOSITIONS SUR CETTE MALADIE ;

PAR J. F^s. R. THOMAS,

Deuxième Chirurgien chef interne de l'Hôtel-Dieu de Marseille,
et Médecin du Bureau des Grands-Carmes.

MARSEILLE,
TYPOGRAPHIE DES HOIRS FEISSAT AÎNÉ ET DEMONCHY,
Imprimeurs de la Ville et du Commerce,
RUE CANEBIÈRE, N° 19.

1835.

A Messieurs les Administrateurs des Hospices de Marseille,

WARRAIN,
CHAVE,
BENSA,
HESSE;

FORTOU Fils,
OLIVIER,
LUCE.

Daignez agréer l'hommage d'un travail dont les matériaux ont été puisés dans un des Hospices confiés à votre Administration sage et éclairée.

A Messieurs les Médecins et Chirurgiens en chef de l'Hôtel-Dieu de Marseille;

CAUVIÈRE,
DUGAS,
SERRIÉ,
SUE,

MOULAUD,
REYMONET,
CHASTAN,
REY.

Témoignage d'estime et de reconnaissance.

AVANT-PROPOS.

Le docteur Cauvière a fait pendant les mois de juillet et d'août le service des hommes cholériques de l'Hôtel-Dieu.

Attaché à cet habile praticien en qualité de chirurgien chef interne, j'ai dû administrer les premiers secours aux cholériques entrant dans l'intervalle des visites, tout en me conformant aux instructions que j'avais reçues, surveiller les malades qui étaient déjà en traitement, et satisfaire aux indications qu'il était urgent de remplir.

Obligé par la nature de mes fonctions à paraître dans les salles plusieurs fois pendant le jour, j'ai observé un à un tous les malades, et recueilli sur chacun d'eux des notes plus ou moins détaillées.

J'ai tenu compte des remarques judicieuses suggérées à M. Cauvière par les faits qu'il observait dans son service ou dans sa pratique civile, et par les faits les plus saillans de l'épidémie. J'ai aussi noté celles que j'ai pu faire moi-même.

Dans le travail que je livre à la publicité, je relaterai quelques-unes des observations que j'ai recueillies, j'exposerai les divers traitemens que M. Cauvière a employés, et les résultats qu'il en a obtenus, et enfin j'émettrai, sous forme aphoristique, quelques propositions sur le Choléra-morbus, avec des notes propres à les expliquer ou à les justifier.

Ce travail, s'il ne jette pas un nouveau jour sur les points obscurs de l'épidémie, c'est-à-dire son étiologie et sa thérapeutique, aura au moins le mérite d'être consciencieux. Je dirai la vérité sans fard, sans déguisement. Je ne vanterai pas nos succès (nous avons rarement réussi.) Je ne tairai pas nos revers (nous avons souvent échoué.) Nous n'avons pas eu à nous louer, mais à nous plaindre des moyens thérapeutiques auxquels nous avons eu recours. Je n'ai donc pas de médications à préconiser, mais à proscrire. Mon travail est tout négatif. C'est une œuvre toute de destruction. C'est, à mon avis, ce qu'on peut faire avec le plus de succès dans état actuel de la science.

QUELQUES OBSERVATIONS

DE CHOLÉRA-MORBUS.

PARAGRAPHE Ier.

CINQ OBSERVATIONS DE CHOLÉRA.

J'ai observé dans les salles de M. Cauvière à peu près tous les degrés du Choléra, depuis celui qui guérit au bout de deux ou trois jours, jusqu'à celui qui tue en quelques heures ; et il y a si loin de l'un à l'autre, que je regarde comme impossible de faire une description générale qui convienne à tous les cas particuliers. J'aime mieux, pour donner une idée exacte de l'épidémie, rapporter quelques observations propres à en retracer les principales nuances.

1re OBSERVATION.

Le nommé Faure, âgé de 17 ans, a été reçu dans nos salles le 20 juillet au soir.

Depuis le 17, malaise général, lassitude dans les jambes, défaut d'appétit, diarrhée.

Le 20 au matin, selles plus fréquentes, deux vomissemens et quelques crampes.

Au moment de son entrée il nous présente les symptômes suivans :

Facies peu altéré, cercle noirâtre autour des yeux, température et coloration de la peau normales, pouls assez développé et fréquent, crampes légères aux jambes, langue rouge à la pointe, soif vive, vomissemens et selles de matières semblables à de l'eau de riz tenant en suspension des flocons blanchâtres. Point d'urines.

Le 21, agitation et insomnie pendant la nuit. Plus de crampes, selles et vomissemens moins souvent répétés. Quelques urines.

Le 22, quatre ou cinq selles bilieuses et deux vomissemens de même nature pendant la nuit qui, du reste, a été bonne. Abondante émission d'urines. État général satisfesant.

Le 24 et le 25, amélioration notable.

Le 26, le malade sort parfaitement guéri.

Voilà ce qu'on est convenu d'appeler choléra léger. Cette variété est rare dans le commencement de l'épidémie, et commune vers son déclin.

Un cas pareil doit guérir par et malgré tous les moyens, et est bien propre à faire la réputation d'un remède ou d'un médecin.

2ᵉ OBSERVATION.

Joseph Louis, âgé de 19 ans, calabrais, et dans un état voisin de l'idiotisme, est descendu des salles de chirurgie dans nos salles le 20 juillet au matin.

Diarrhée depuis quelques jours. Pendant la nuit du 20, plusieurs selles et deux vomissemens caractéristiques. Émission assez copieuse d'urines. État général satisfesant.

Le soir, selles et vomissemens plus fréquens, crampes très-vives dans les jambes et aux avant-bras, pouls filiforme, peau froide et recouverte d'une sueur visqueuse et légèrement cyanosée, langue froide, large et humide, soif intense, agitation continuelle.

Le malade se découvre, demande à grands cris de la glace, de l'eau froide, saute du lit et se roule avec délices sur le pavé qu'il vient de baigner avec la limonade qu'il avait dans sa cruche.

Le 21 et le 22, état algide très-prononcé. Absence du pouls. Point d'urines. Le facies n'a pas cessé d'être bon. Même avidité pour le froid.

Le 23, le pouls se relève, la chaleur revient à la peau. Plus de vomissemens. Quelques selles bilieuses. Légère stupeur. Sommeil. La réaction est franche. Quelques urines.

L'état du malade s'améliore rapidement. Le 30 il était parfaitement guéri.

Les cas de ce genre sont très-communs, sauf le mode de terminaison. Il est rare que la période algide se prolonge pendant trois jours, sans que la mort s'ensuive.

L'état de ce malade était satisfesant le 20 au matin, quelques heures plus tard il était très-grave.

On peut juger par cette observation de l'avidité des malades pour le froid.

J'ai noté que cet enfant était étranger et presque idiot, pour montrer qu'il obéissait à un instinct qui n'avait pas été dépravé par des idées communiquées ou préconçues.

Quelques malades nous demandaient des boissons chaudes ou excitantes, non pas qu'ils en sentissent le besoin, mais parce qu'ils s'étaient imaginé que le thé ou le rhum étaient les seuls moyens de guérison. L'abus qu'on a fait des liqueurs fortes est déplorable.

3ᵉ OBSERVATION.

Le nommé Théron, âgé de 18 ans, a été reçu à l'Hôtel-Dieu à 3 heures, dans la nuit du 9 au 10 juillet.

Face grippée, froide, cyanosée, yeux ternes, dont la cornée est cachée derrière la paupière supérieure, et enfoncés dans l'orbite. Peau froide, recouverte d'une sueur visqueuse, cyanosée, dont les plis ne s'effacent pas. Extrémités glacées. Pouls radial et huméral nul. Langue froide et recouverte d'un enduit d'un blanc sale. Soif ardente. Douleur et chaleur acre à l'épigastre. Point d'urines. Crampes douloureuses et presque continues. Voix éteinte. Agitation extrême. Mouvemens en tout sens. Point de vomissemens ni de selles.

A minuit, quelques vomissemens avaient annoncé l'invasion de la maladie et avaient précédé la diarrhée, qui n'avait duré que deux heures. La veille, le malade n'avait éprouvé aucun malaise, et avait pris un bon repas le soir.

La respiration devient de plus en plus difficile. Râle trachéal. Mort à huit heures du matin le 10.

Voilà ce qu'on est convenu d'appeler choléra foudroyant. Cette variété n'a pas été très-rare, et a été bien plus fréquente que dans la première épidémie.

Nous laissons aux praticiens qui ont été si heureux dans leur pratique l'honneur de guérir de pareils choléras.

4ᵉ OBSERVATION.

Le nommé C..., âgé de 43 ans, est entré à l'Hôtel-Dieu le 8 juillet.

Diarrhée avec coliques depuis plusieurs jours, que le malade a négligée. Le 7, selles extrêmement fréquentes. Quelques vomissemens.

Le 8, traits de la face grippés. Paupières légèrement écartées et ne laissant apercevoir que la conjonctive, la cornée étant cachée derrière la paupière supérieure, cercle noirâtre autour de l'orbite. Peau froide, enduite d'une sueur visqueuse non cyanosée. Pouls fréquent et petit. Voix presque éteinte. Respiration un peu gênée. Crampes violentes dans les jambes. Langue rouge à la pointe avec un enduit blanchâtre dans tout le reste de son étendue. Soif vive. Légères douleurs dans la région abdominale. Point d'urines. Légère céphalalgie.

Le 9, amélioration sensible. Plus de crampes ni de vomissemens. Moins de selles. Température de la peau satisfesante. Pouls assez développé. Facies moins altéré. Point d'urines, mais envies d'uriner.

Le 10, trois vomissemens et quelques selles bilieuses pendant la nuit, à la suite de boissons prises en trop grande quantité. Point d'urines. Un peu de sommeil. État général plus satisfesant que la veille.

Le 11, la nuit a été mauvaise. Vomissemens. Selles assez fréquentes. Abdomen douloureux à la pression. L'état algide reparaît. La respiration s'embarrasse. Le pouls disparaît. Somnolence. Délire.

Le 12 au matin, mort.

Nous avons rapporté cette observation, parce qu'on rencontre dans la pratique beaucoup de cas semblables. Il n'est pas rare que la réaction s'établisse pour ne pas être de longue durée; il ne faut donc pas que le médecin se hâte de promettre le succès.

5ᵉ OBSERVATION.

Le nommé G..., âgé de 33 ans, est entré dans nos salles le 8 juillet.

Le 8, période algide avec tous ses symptômes réunis. La seule chose qu'il importe de noter, c'est que le malade répond lentement aux questions qu'on lui adresse et a une tendance invincible au sommeil.

Le 9, même état.

Le 10, les vomissemens ont cessé, il n'y a que deux selles qui n'ont plus le caractère cholérique. Le pouls s'est relevé, il est très-sensible. Chaleur à la peau. Assoupissement.

Le 11, amélioration notable. Quelques urines.

Le 12, Céphalalgie. Agitation alternant avec l'assoupissement. Pouls lent et fort. Respiration stertoreuse.

Le 14, Dents fuligineuses. Langue sèche et fendillée. Émission involontaire des urines et des matières fécales. Decubitus sur le ventre. Coma. Soubresauts dans les tendons.

Le 15, même état.

Le 16, pouls moins fort. Froid aux extrémités, et puis sur tout le reste du corps. Respiration stertoreuse. Mort le soir.

La terminaison du choléra par une congestion cérébrale ou un état typhoïde est très-fréquente. Il est rare que cet état typhoïde ne devienne pas mortel. On compte bien peu de guérisons.

Nous n'avons pas observé dans nos salles cette variété du choléra connue sous le nom de choléra sec.

Si je n'ai donné aucun détail nécroscopique, c'est que nous avons rencontré les mêmes lésions que pendant la première épidémie, et qui sont consignées dans tous les livres.

Nous avons observé sur six malades, dont cinq ont guéri, une éruption cutanée qui consistait en plaques saillantes rouges, isolées les unes des autres, quelquefois se confondant, et abondamment répandues sur les membres et la partie antérieure de la poitrine.

PARAGRAPHE II.

DIVERS TRAITEMENS ESSAYÉS PAR M. CAUVIÈRE.

Convaincu qu'aucun mode de traitement n'avait offert d'assez beaux résultats pour être exclusivement adopté, M. Cauvière eut l'idée d'essayer quelques médications dont on avait dit beaucoup de bien. Ce n'est pas qu'il eût grande confiance en tous ces remèdes qu'on a tant préconisés ; mais l'inutilité des moyens qu'il avait mis en usage pendant la première épidémie l'a déterminé à mettre à exécution l'idée qu'il avait conçue.

Ce judicieux observateur a employé le huaco, l'ipécacuanha et le tartre stibié, le croton tiglion, la potion populaire faite avec l'huile, le vin et le citron, les excitans (combinaison des stimulans internes avec les révulsifs), les bains chauds sinapisés ou non, les bains d'étuves avec ou sans plantes aromatiques, les bains et les douches d'eau froide.

Traitement par le Huaco.

Le huaco est une plante originaire du Brésil et qui nous a paru amère et légèrement aromatique. Il avait été employé dans le choléra par un médecin de Bordeaux qui, suivant un rapport adressé à la Société de Médecine de cette ville, a obtenu plusieurs guérisons. D'après ce praticien, le huaco a pour effet de suspendre les vomissemens, d'accélérer le pouls et de ramener la chaleur à la peau.

Comme lui nous l'avons administré en décoction et en teinture.

Pour faire la décoction, mettez dans une livre d'eau un gros de tige, faites bouillir jusqu'à réduction de 12 onces, et quelques minutes avant de retirer la décotion du feu, ajoutez un gros de feuilles (1).

(1) M. Casse, élève en pharmacie, aussi zélé qu'instruit, a fait toutes les préparations pharmaceutiques que nous avons employées.

On en donne deux cuillerées à bouche de deux en deux heures.

La teinture que nous n'avons pas préparée nous-même s'administre à la dose de 2 cuillerées à café toutes les demi-heures.

Sept malades dans la période algide ont été traités par le huaco.

Sur cinq d'entre eux ce médicament n'a produit aucun effet appréciable. Sur les deux autres, qui ont succombé à une affection cérébrale, l'administration du huaco a été suivie de l'accélération dans le pouls et du retour de la chaleur à la peau.

M. Cauvière n'hésite pas à mettre le huaco sur la même ligne que la menthe et la camomille, sur lesquelles il n'a d'autre avantage que celui de venir de loin et de coûter plus cher.

Traitement par l'Ipécacuanha.

L'ipécacuanha, dont on a dit tant de bien et tant de mal, a paru à M. Cauvière ne mériter ni les éloges ni les reproches qu'on lui a prodigués.

Administré à un malade qui vomit, il ne séjourne pas long-temps dans l'estomac d'où il est rejeté par le vomissement; donné à un malade qui ne vomit plus, il le fatigue inutilement, sans déterminer le vomissement.

Six cholériques ont été traités par l'ipécacuanha

à la dose de 15 gr. avec un grain de tartre stibié donné à deux reprises.

Quatre de ces cholériques étaient dans la période d'invasion.

Deux ont succombé. Deux ont guéri. Une seule de ces guérisons peut être attribuée à l'ipécacuanha, la seconde est due à l'emploi d'autres agens thérapeutiques, puisque l'ipécacuanha n'avait pas prévenu la période algide; les deux autres cholériques étaient dans cette période. Le vomitif n'a déterminé ni vomissemens ni selles.

Traitement par le Croton Tiglion.

Quatre malades dans la période algide ont pris du croton tiglion à la dose de 2 gouttes.

Trois sont morts le jour même de leur admission. Ce remède n'a provoqué aucune selle.

On a pu répéter la dose du médicament chez le quatrième qui a vécu deux jours. Les selles ont été nombreuses, mais elles l'étaient avant l'administration du croton tiglion.

Ce remède n'a probablement pas été absorbé.

Traitement par la potion faite avec l'Huile, le Vin et le Citron.

Cette potion avait acquis en ville une grande popularité. Conseillée par toutes les commères dans tous les cas où il y avait diarrhée et envie de vomir, elle comptait force succès.

Pressé par les instances réitérées de quelques personnes enthousiastes de cette potion, et qui me fesaient presque un crime d'en avoir négligé l'emploi, je me décidai à l'administrer en l'absence de M. Cauvière, qui, du reste, m'avait donné toute latitude.

Voici le mode de préparation :

Versez dans une fiole quatre onces de vin, une once d'huile, le suc d'un citron, et une once de sirop. Faites chauffer ce mélange et administrez-le encore tiède.

Cinq cholériques ont pris chacun deux doses de cette potion. Ils sont tous morts. Il est juste de dire qu'ils étaient tous dans la période algide. Sur deux de ces malades le remède n'a occasioné aucun vomissement.

Traitement par les Excitans.

Comme ce mode de traitement nous répugnait, nous ne l'avons administré que dans les cas désespérés, et lorsque nous n'osions pas employer une autre médication.

Ce traitement consiste en potion avec l'éther, l'ammoniaque, la menthe, la camomille, etc., et en l'application des appareils de caléfaction, de sinapismes sur toutes les parties du corps.

Sept malades ont été soumis à cette méthode thérapeuthique et ont succombé.

Traitement par les Bains de Vapeur.

Nous avons donné ces bains dans des étuves russes dont la construction est due à MM. Andriel et Hammon.

Le malade doit entrer dans l'étuve avec un ou deux aides chargés de lui frotter toutes les régions du corps et notamment les extrémités inférieures, et doit être soumis pendant vingt minutes ou une demi-heure à l'action de la vapeur que l'on doit pousser de 35 degrés jusqu'à 50. On doit lui tenir sur la tête une éponge imbibée d'eau froide pour prévenir une congestion cérébrale, et lui humecter par intervalles les lèvres avec la même éponge.

Six cholériques ont été baignés, dont quatre sont entrés jusqu'à trois fois dans l'étuve. Ils ont tous succombé.

Nous n'avons donc pas à nous louer de l'emploi des bains de vapeur. Ces bains ne déterminent le plus souvent qu'une réaction momentanée, ils fatiguent et tourmentent horiblement les malades, et ont le grave inconvénient de hâter l'asphyxie. J'ai vu pendant la première épidémie retirer de l'étuve des cholériques mourant asphyxiés (1).

---

(1) M. Sue était à cette époque chargé du service des hommes cholériques. Cet habile praticien, qui a fait un grand usage des bains de vapeur, en a obtenu de bons effets ; mais dans les cas où l'asphyxie n'était pas imminente. C'était d'ailleurs pendant l'hiver qu'il a eu recours à ces bains.

On conçoit très-aisément qu'un air chaud et rare ne convienne pas à des poumons qui déjà fonctionnent mal. Ce dernier accident nous avait fait renoncer à l'emploi de ces bains, lorsque, par l'entremise de M. Fortou, administrateur de l'Hôtel-Dieu, à l'activité et au courage duquel je me plais à rendre hommage, nous reçûmes une note qui lui avait été remise, et qui était à peu près ainsi conçue, si ma mémoire me sert bien :

« Placez à l'ouverture du tuyau par laquelle la vapeur entre dans l'étuve, des plantes aromatiques, telles que le thym et le romarin, que vous aurez le soin d'arroser avec une fiole de vinaigre ; laissez le malade exposé pendant dix minutes à l'action de cette vapeur ainsi aromatisée, en ayant soin de lui tenir sur la tête une éponge imbibée d'eau froide, et de lui humecter par intervalles les lèvres avec cette éponge ; puis placez le malade de telle sorte que sa colonne vertébrale soit exposée au premier courant de la vapeur, et frottez cette région pendant cinq ou six minutes avec une fiole d'alcool piperin ; enveloppez le malade dans une couverture de laine, transportez-le dans son lit et donnez-lui une infusion de menthe. La réussite est infaillible. »

Cette note produisit sur notre moral un effet merveilleux ; elle nous rendit tout notre courage. Il était si consolant pour nous de savoir que nous ne perdrions plus aucun malade ! Pour avoir la certitude que les bains seraient donnés dans toutes les règles, mon collègue M. Coste et moi nous nous chargeâmes de les administrer.

Un premier malade est baigné et consciencieusement frotté. Il entre jusqu'à trois fois dans l'étuve. A chaque bain le pouls se relève, mais la réaction ne se maintient pas. Le malade sort du troisième bain presque asphyxié.

Un second cholérique est mis dans l'étuve. La réaction s'opère et se maintient. Une congestion cérébrale nous l'enlève au bout de quelques jours.

Quatre autres cholériques sont baignés, mais l'imminence de l'asphyxie nous oblige de discontinuer le bain.

Traitement par les Bains Chauds.

Nous avons baigné dix cholériques, dont six ont pris deux bains.

La réaction s'est opérée sur sept d'entre eux. Elle s'est maintenue chez cinq qui ont guéri.

Nous devons à la vérité de dire que le pouls n'avait pas complètement disparu chez quelques-uns de ces cholériques.

M. Cauvière pense que les bains sont utiles aux malades chez lesquels il existe encore quelque reste de chaleur à la peau et chez lesquels la radiale bat encore ; mais nous les avons vu hâter l'asphyxie dans des cas où la période algide était avancée.

Nous n'avons eu recours aux bains chauds sinapisés que pour des malades dont la position nous paraissait si grave que nous n'avions rien à attendre de l'emploi des bains chauds sans moutarde, ainsi n'en avons-nous retiré aucun bon résultat. Dix cholériques ont été baignés, et tous sont morts.

Traitement par les Bains et les Douches d'eau froide.

Les bains et les douches d'eau froide avaient été employés dans quelques épidémies de choléra. Cependant l'idée de les mettre en usage ne nous était point venue; disons mieux, nous n'osions pas y penser. Il nous répugnait de recourir à un moyen dont les effets présumés nous effrayaient d'avance. Voici ce qui nous amena à les employer:

M. Cauvière est appelé auprès d'une religieuse de l'Hôtel-Dieu atteinte du choléra et se plaignant d'une chaleur insupportable à la région abdominale. Une vessie pleine de glace est placée sur cette région. Cette application froide la soulage, mais lui paraît insuffisante; elle demande à grands cris qu'on la mette dans un bain : obéissant à la volonté instinctive de la malade, M. Cauvière prescrit un bain légèrement tiède. Cette chaleur, quoique légère, incommode la malade, qui ne se trouve bien que lorsque l'eau du bain est froide ; alors seulement elle reste en repos et dort dans le bain d'un profond sommeil qui dura une heure et demie. Le thermomètre de Réaumur marquait 15 degrés. Le froid diminue à la peau. Le pouls devient perceptible. Deux autres bains à la même température sont administrés. La réaction s'est opérée, mais une congestion cérébrale nous enlève notre religieuse.

Ce demi-succès, et surtout le bien-être que la malade avait éprouvé dans le bain, nous décida à soumettre à ce mode de traitement le premier cholérique entrant. Le sort désigna le nommé Guyon, Georges, âgé de 56 ans, dont je dirai quelques mots, parce que sa guérison est le plus beau succès obtenu par les bains et les douches d'eau froide.

Voici quel était son état : Peau froide, recouverte d'une sueur visqueuse, cyanosée. Pouls radial nul. Selles et vomissemens cholériques souvent répétés. Chaleur et douleur épigastriques. Point d'urines. Crampes douloureuses. Le facies est bon.

Le bain et la douche font cesser les crampes. Il se plaît à être baigné. La réaction commence à se faire. Il y a une amélioration évidente.

Le lendemain, nouveau bain, nouvelle douche. La réaction est franche. Le malade est bien. Quelques urines.

Le jour suivant, troisième bain, troisième douche. La guérison n'est plus douteuse. Un épistaxis survient sans qu'il y ait eu céphalalgie.

Guyon sort de l'hospice 8 jours après son entrée.

Un second cholérique dont l'état était bien moins grave, parce qu'il avait encore du pouls et quelque trace de chaleur à la peau, subit le même traitement. La guérison ne se fait pas long-temps attendre. Il demande lui-même à prendre un second bain.

Notre contentement était à son comble; ces deux succès nous en présageaient de nouveaux. Hélas! nous étions dans l'illusion, et elle ne dura pas long-temps.

Plusieurs cholériques dont la position était grave sont baignés et meurent.

Si nos deux premiers cholériques se plaisaient dans le bain et sous la douche, il n'en fut pas de même des autres malades.

A l'exception de quelques-uns qui se plaisaient à être baignés, la plupart ne restaient sous la douche que par la violence, et il fallait lutter avec eux pour les maintenir dans le bain.

En résumé, nous avons perdu la majeure partie des cholériques que nous avons soumis à ce mode de traitement. Sur 15, 10 sont morts.

Nous ne craignons pas d'avancer que les bains et les douches d'eau froide sont un moyen dont on peut tirer un parti avantageux dans les cas où il n'y a pas absence complète du pouls et de la chaleur. Ce que nous pouvons dire en faveur de ce moyen thérapeutique, c'est qu'il n'a aucun des inconvéniens que nous avons reprochés aux bains chauds et surtout aux bains de vapeur. Si les bains froids ne font pas toujours du bien, ils ne font jamais du mal. Le plus ordinairement ils donnent un peu de calme et ils favorisent la réaction quand elle doit se faire.

Voici la manière dont nous administrions ces bains et ces douches : Nous placions dans une des étuves dont nous avons parlé à l'article des bains de vapeur, une baignoire de telle sorte que la tête du malade fût perpendiculairement placée sous la douche de l'eau froide, et nous laissions le malade dans la baignoire exposé à l'action de la douche, jusqu'à ce que la baignoire fût remplie, ce qui durait environ 10 minutes. Nous fesions envelopper le malade dans une couverture de laine, on le portait dans son lit et on lui donnait pour boisson de l'eau à la glace.

Notre Traitement ordinaire.

Après avoir essayé ces diverses méthodes thérapeutiques dont nous devions retirer de si grands avantages, et sur le compte desquelles nous avons été si cruellement désabusés, M. Cauvière sentit le besoin d'adopter un mode de traitement dont la condition essentielle était de ne pas augmenter la dose des souffrances du malade. Voici en quoi consistait notre thérapeutique.

Au début de la maladie, eau ou limonade à la

glace prises à doses fractionnées. Lavemens d'eau froide ou amilacés. Cataplasme sur l'abdomen et quelques sangsues à l'épigastre, s'il y a de la douleur dans cette région. Une petite saignée, si le pouls est fort et plein.

Pendant la période algide, sinapismes ou cataplasmes sinapisés aux jambes, à la plante des pieds, à enlever dès que le malade en ressentira une trop vive douleur, de peur que le sentiment de la douleur ne trouble l'innervation. Quelques cruchons d'eau chaude autour des extrémités inférieures. Glace à petites doses. Lavemens d'eau froide. Quelques frictions ammoniacales. Ventouses scarifiées à l'épigastre, s'il y a une vive douleur ; sur les parties latérales du thorax, si la respiration est embarrassée.

Dans la période de réaction, cataplasmes légèrement sinapisés, pour aider la réaction. Si elle devient trop violente et qu'un organe important soit menacé de congestion, on doit suivre la médication prescrite en pareil cas (1).

M. Cauvière avait trop de tact médical pour s'astreindre à une thérapeutique uniforme et indistinctement applicable sans modification à tous les cas. Il s'était réservé le droit de remplir, par les moyens les plus convenables, les indications nou-

(1) Nous devons des éloges à M. Bauza, élève en chirurgie, qui a montré dans les soins qu'il a donnés à nos malades autant de zèle que d'intelligence.

velles que les malades pouvaient lui offrir; il s'était réservé le droit d'obéir à ces inspirations du moment qui surviennent au lit du malade; il n'excluait pas les bains chauds; il avait quelquefois recours aux bains et douches d'eau froide ; il ne lui répugnait pas toujours de donner une potion stimulante, éthérée; sa thérapeutique a été subordonnée à mille circonstances qu'il serait fastidieux de signaler.

Généralités sur le Traitement.

On peut juger par les essais infructueux de M. Cauvière, de la juste mesure de confiance que méritent les agens thérapeutiques qu'il a expérimentés. Malheureusement il doit en être de même des autres moyens préconisés contre le choléra-morbus. Car l'inefficacité des médicamens que nous avons essayés ne tient, ni à leur composition chimique, ni à leur mode de préparation, mais bien à l'état de l'organisme trop profondément ébranlé et impuissant à être impressionné. On trouverait même le moyen d'opérer la recombinaison des élémens du sang, qu'on ne guérirait pas le choléra-morbus, parce que les désordres produits seraient déjà trop graves. Il n'y a qu'un traitement préservatif qui puisse être efficace. Prévenir le choléra est chose à laquelle on pourra arriver un jour; le guérir, lorsqu'il est déjà bien développé, me paraît chose impossible.

Le choléra-morbus est donc, lorsqu'il est grave, au-dessus des ressources de l'art et de la nature.

Qu'on n'infère pas de ce que je viens de dire que le médecin doit rester inactif auprès d'un cholérique ; loin de moi cette pensée. Qu'il agisse, quels que soient les moyens thérapeutiques qu'il emploie. Chaque mode de traitement compte en sa faveur quelques succès, et offre quelques chances de salut dont il serait cruel de priver les malades.

Ce que je veux, c'est que le praticien, n'attachant pas trop d'importance à sa médication, ne s'accuse pas d'avoir trop peu ou mal agi, s'il échoue, et ne prenne pas une trop large part de succès, s'il réussit.

PARAGRAPHE III.

M. Cauvière a reçu dans son service, pendant les deux mois de juillet et d'août, 144 cholériques.

129 sont entrés en juillet, 15 en août. Cette différence dans les chiffres de réception tient non-seulement à ce que l'épidémie a été plus intense dans le premier mois que dans le second, mais à ce que les bureaux sanitaires n'ont été organisés qu'à la mi-juillet, et les ambulances ouvertes au commencement d'août.

Sur les 144 malades, 103 sont morts, 41 ont guéri. Nous n'avons donc sauvé que les 0,28.

Nous en avons perdu plus que les autres, parce que la plus grande partie de nos malades appartiennent à l'époque d'intensité, quand presque tous les cas étaient mortels et quand ces cas sont devenus plus traitables, les malades étaient soignés dans les ambulances ou à domicile.

Des 103 cholériques qui ont succombé, 63 ont péri dans la période algide, (34 avant les 24 heures depuis leur entrée, 29 après les 24 heures).

25 sont morts après une réaction qui a été incomplète ou qui ne s'est pas maintenue,

15 ont succombé à une congestion cérébrale ou à un état typhoïde.

Sur les 90 premiers malades 73 sont morts, 17 ont guéri.

Nous n'avons donc sauvé que les 0,19.

Sur les 54 derniers malades, 30 sont morts, 24 ont guéri.

La proportion du succès est donc 0,44. Cette différence dans les résultats confirme cette remarque faite dans toutes les épidémies, que les cas sont plus graves dans le principe qu'au déclin de la maladie.

Sur les 41 malades qui ont guéri, 22 n'ont eu qu'un choléra léger, 19 ont été gravement atteints, dont 6 ont été dans un état typhoïde.

La franchise avec laquelle j'ai exposé les résultats que nous avons obtenus, me donne le droit de dire franchement que je ne crois pas aux beaux et magnifiques résultats que l'on dit avoir obtenus par telle ou telle médication dans la pratique civile.

PARAGRAPHE IV.

PROPOSITIONS SUR LE CHOLÉRA-MORBUS.

I.

Le choléra-morbus, bien analysé et réduit à sa dernière et plus simple expression, est une asphyxie.

II.

Cette asphyxie est le résultat de la séparation de la partie séreuse du sang d'avec sa partie fibrineuse.

III.

Cette altération du sang est le phénomène primitif sensible du choléra; tous les autres ne sont que secondaires.

Aussi, la cessation de la circulation du sang dans la radiale et les angoisses de l'asphyxie sont les seuls symptômes pathognomoniques du choléra. Dans les cas promptement mortels, il arrive qu'on n'en observe pas d'autres.

IV.

Cette désaggrégation des élémens du sang peut être considérée comme un changement brusque de leur polarité, qu'il est raisonnable de rapporter à l'action du système nerveux.

V.

On peut conjecturer que la cause efficiente, essentielle, du choléra-morbus tient à une circonstance inconnue de l'électro-magnétisme tellurique.

Voici quelques faits à l'appui de cette conjecture :

1° A Marseille on a remarqué qu'il y avait une recrudescence notable de l'épidémie, et aggravation dans l'état des malades, toutes les fois que le temps était à l'orage, c'est-à-dire que l'atmosphère était surchargée d'électricité.

2° Dans un petit village du département de l'Hérault, nommé Puechabon, situé au milieu des bois, et entouré d'autres villages dont l'état sanitaire était satisfesant, un orage éclate, et le choléra décime la population.

3° Le 16 du mois de juillet, au matin, le colonel, le lieutenant-colonel et le chirurgien-major du 12e régiment allaient visiter la caserne d'Italie. Aucun cas de choléra ne s'était encore déclaré dans cette caserne. Quelques soldats atteints de diarrhée avaient été mis en observation au rez de chaussée. A peine arrivés au 2e étage, quelques soldats tombent subitement comme asphyxiés. Dans l'espace de dix minutes, 21 soldats furent atteints de choléra très-grave, dont 14 moururent dans la journée. Le lieutenant-colonel fut également frappé et succomba. Le colonel et le chirurgien-major furent très-gravement indisposés.

Ce fait remarquable s'est passé à Aix, et a été communiqué à M. Cauvière par le lieutenant-général commandant la 8e division militaire.

VI.

La prédisposition au choléra-morbus nous est inconnue dans sa nature.

Si le choléra a suivi une marche bizarre, frappant tantôt un quartier, tantôt un autre, respectant tout un côté d'une rue et ravageant le côté opposé, exerçant ses fureurs sur une maison sans toucher aux maisons voisines, il n'a pas été capricieux dans le choix de ses victimes, il n'a respecté ni âge, ni tempérament, ni profession, ni sexe, ni condition sociale, de telle sorte que nous ne connaissons pas le moins du monde en quoi consiste l'aptitude à contracter le choléra.

Parcourez attentivement les nombreuses relations d'épidémie, il est absolument impossible d'en tirer quelque chose de concluant sur les prédispositions individuelles, ou sur les causes locales de l'épidémie.

Voici cependant ce que nous avons observé : après la première apparition du choléra à Marseille, nous avons reçu dans la salle des fiévreux un grand nombre de phthisiques, dont un seul avait été atteint du choléra.

Lors de la seconde apparition de la maladie, nous n'avons rencontré aucun phthisique parmi nos cholériques.

Pendant la première épidémie, l'hôpital de Sainte-Françoise, dans lequel on traite les vénériens, n'a présenté aucun cholérique ; en juillet et août la salle des vénériennes de l'Hôtel-Dieu ne nous a fourni aucun cas de choléra-morbus.

Les salles de chirurgie, quoique éloignées de l'endroit où nous avions placé nos cholériques, nous ont fourni plus de malades que la salle des fiévreux qui était dans le voisinage.

La diarrhée étant de tous les prodromes du choléra le premier et le plus constant, il était rationnel de penser que les affections chroniques du tube digestif devaient être une cause puissante de prédisposition ; il n'en a pas été ainsi.

Nous avons reçu pendant la seconde épidémie, dans la salle des fiévreux, des sujets atteints de gastrite et d'entérite chroniques, et qui n'ont pas ressenti l'influence épidémique. Nous avons eu à traiter du choléra vers la fin de notre service des sujets qui se plaignaient depuis plusieurs mois d'une diarrhée opiniâtre, et qui par conséquent avaient résisté plus long-temps à l'influence de l'épidémie que des sujets vigoureux et bien portans.

M. Cauvière, généralisant ces faits, pense que la présence d'une maladie assez grave pour être ressentie par tout l'organisme, peut, jusqu'à un certain point, préserver du choléra.

Nous ne finirons pas cet article sans dire quelques mots de la peur, considérée comme cause prédisposante. Je crois qu'on a beaucoup exagéré son influence sur la production de la maladie. Après les deux épidémies, dont la seconde a été si meurtrière, il reste à Marseille assez de poltrons pour appuyer la vérité de mon assertion.

VII.

Les causes occasionelles ont été trop multipliées. Ce qui nous paraît certain, c'est que l'occasion ne manque jamais à celui qui est prédisposé au choléra.

On veut toujours attribuer l'invasion de la maladie chez le malade que l'on traite, au dernier acte que l'on peut qualifier d'imprudence ou d'excès. A ce compte, il n'y a rien qui ne puisse occasioner le choléra ; à ce compte on ne saurait trop prendre des précautions, on ne saurait trop s'imposer des privations! Eh bien, il est mort pendant les deux épidémies tant de personnes qui menaient un genre de vie sage et réglé, il a survécu tant de personnes livrées à toute sorte d'excès, qu'on nous excusera d'être un peu fatalistes sur ce point. Usez de tout et n'abusez de rien ; voilà les conseils que nous donnions aux personnes qui nous consultaient sur le régime à suivre et sur les privations qu'elles devaient s'imposer.

VIII.

Le choléra-morbus est épidémique, mais il n'est ni contagieux ni infectieux.

De toutes les propositions que j'ai émises, celle-ci est la plus importante à cause des conséquences qu'on doit en déduire. Si elle est vraie, elle doit faire modifier toutes les mesures préventives, tous les réglemens sanitaires établis. Je sens le besoin de donner à cette proposition tous les développemens nécessaires. Et pour me faire comprendre des personnes étrangères à l'art de guérir, je commencerai par définir les mots épidémique, contagieux, infectieux.

On dit qu'une maladie est épidémique lorsque sa cause répandue dans l'atmosphère, étend son influence sur une surface plus ou moins étendue, et frappe les individus disséminés sur les divers points de cette surface.

On dit qu'une maladie est contagieuse, lorsqu'elle est susceptible d'être communiquée à un individu sain par le contact d'un individu malade ou des objets qui ont servi à ce dernier. Il est possible que des objets provenant d'un lieu où règne une maladie contagieuse développent dans un endroit éloigné où ils ont été transportés cette même maladie.

On dit qu'une maladie est infectieuse lorsqu'elle est causée par des émanations qu'exhalent jusqu'à une distance plus ou moins grande, des corps morts en putréfaction, ou des individus malades rassemblés en trop grand nombre dans le même lieu.

On conçoit aisément qu'une maladie peut être épidémique sans être ni contagieuse ni infectieuse, la grippe par exemple; peut être épidémique et infectieuse sans être contagieuse, comme le typhus; peut être épidémique, contagieuse et infectieuse, comme on l'a cru jusqu'à ce jour de la peste.

Au sujet de cette dernière assertion, je me permettrai de faire une remarque qui me paraît pleine de justesse. C'est qu'il est très-difficile de prouver qu'une maladie reconnue épidémique est aussi contagieuse, et voici pourquoi :

Supposons qu'un individu sain communique avec un individu malade, et qu'il soit atteint de la même maladie. Le contagioniste ne manquera pas d'invoquer ce fait en faveur de sa doctrine et nous dira : voilà un fait qui prouve bien que la maladie est contagieuse. Mais ne serai-je pas en droit de lui repondre : le premier individu a été soumis à la même influence que le second, il s'est trouvé dans les mêmes conditions. Comme le second il a été frappé directement par la cause épidémique, et non point par ricochet, comme vous le voulez. Que faudrait-il donc au contagioniste pour me convaincre ? il faudrait qu'il me prouvât par une masse imposante de faits que les personnes qui ont communiqué avec les malades sont mortes dans une proportion de beaucoup plus grande que celles qui ont vécu dans l'isolement et qui ont évité de voir des cholériques.

Fesons l'application de ces idées générales au choléra-morbus de Marseille.

Tous les hommes de l'art conviennent que le choléra-morbus est épidémique.

Comment pourrait-on expliquer sans l'intervention d'une cause épidémique, les invasions, les cessations brusques, les recrudescences de la maladie, la grande irrégularité de sa propagation ? La présence d'une cause épidémique et prouvée jusqu'à l'évidence par le fait suivant, dont l'authenticité m'a été garantie par M. Boudin, médecin militaire du Lazaret.

Un vaisseau venant de Tunis, et n'ayant relâché sur aucun parage où régnât le choléra, en a présenté un cas à Pomègue, qui est environ à une lieue de Marseille, pendant qu'il y fesait quarantaine, n'ayant par conséquent communiqué avec aucune personne atteinte de la maladie ou aucun objet qu'on pourrait supposer contaminé.

Pour prouver que le choléra de Marseille a été contagieux, il faudra qu'on nous montre que les personnes vouées au service des cholériques ont été atteintes de la maladie dans une très-forte proportion.

Eh bien, ne formons qu'un faisceau de toutes ces personnes. Comprenons dans la même catégorie médecins, élèves en médecine, prêtres, religieuses, infirmiers, garde-malades, inhumateurs, et ces jeunes philantropes qui ont resté jour et nuit auprès des malades. Est-il bien vrai qu'ils aient été atteints dans une proportion assez grande pour faire croire à la contagion ? Non sans doute ; pour s'assurer du contraire, on n'a qu'à consulter les relevés donnés à l'autorité, ou les registres de l'état-civil.

Les contagionistes ont fait valoir en faveur de leur doctrine que dans beaucoup de maisons il y avait eu plusieurs cas de choléra. D'abord il faut dire que dans beaucoup d'autres maisons il ne s'est présenté qu'un seul cas. Et d'ailleurs qu'y a-t-il d'étonnant ? Des individus habitant une même maison ne sont-ils pas sous la même influence ? Qu'y a-t-il d'étonnant que des individus d'une même famille soient atteints du choléra ? Si l'un des chefs de la famille avait quelque prédisposition à la maladie, est-il étonnant que les enfans y soient prédisposés? Je ne suis donc pas surpris que dans une même maison, dans une même famille, il y ait eu plusieurs cas de choléra; moi, non contagioniste, je serais bien plus surpris s'il n'y en avait jamais qu'un seul.

On peut juger de la vérité de ce que nous venons de dire par un fait très-connu dans Marseille.

Le choléra frappe le père d'une nombreuse famille. Les enfans sont tout de suite éloignés de la maison, et séparés les uns des autres. Tous meurent du choléra dans leurs nouvelles habitations. S'ils étaient restés, on n'aurait pas manqué de dire qu'ils se l'étaient communiqué les uns aux autres.

L'idée de la contagion est donc une hypothèse. Considérée sous un point de vue élevé, cette hypothèse est contraire à la bonne philosophie. Admettre pour une même maladie à côté d'une cause épidémique une cause de contagion, n'est-ce pas renoncer à cette unité de causes qui préside à tous les phénomènes du monde ?

Terminons cet article par deux faits qui tuent les

contagionistes. Le Lazaret, qui est parfaitement séquestré, isolé, a fourni des cholériques. Le Collége royal, dont les communications avec l'extérieur n'ont jamais été interceptées, n'a offert aucun cas de choléra.

Ce que nous venons de dire de la contagion relativement au choléra est applicable à l'infection. Nous ajouterons seulement qu'à l'Hôtel-Dieu la salle des fiévreux, située à côté de la salle des cholériques, nous a fourni moins de malades que la salle de chirurgie qui en est éloignée ; nous dirons aussi que M. Reymonet (1) a traité, dans la salle des fiévreuses, grand nombre de femmes cholériques, sans que les autres femmes aient eu à se plaindre de ce voisinage.

IX.

Le choléra-morbus n'a pas été importé à Marseille par un bâtiment venant d'Oran.

Il est vrai qu'un bâtiment venant d'Oran, où régnait le choléra, est arrivé à Marseille quelques temps avant l'apparition de ce fléau dans cette ville. Pour établir un rapport de causalité entre l'arrivée de ce bâtiment et l'apparition du fléau, il faut montrer par quelle filière le miasme cho-

(1) Le docteur Reymonet, qui était de service dans les salles de chirurgie pendant l'épidémie, voulut bien ajouter à son service chirurgical le service des femmes cholériques, en l'absence de M. Serrié, retenu chez lui par une grave indisposition. Je lui dois des remercîmens pour l'instruction que j'ai puisée auprès de lui et pour les égards dont il n'a cessé de m'environner pendant son dernier service à l'Hôtel-Dieu.

lérique s'est communiqué au premier individu qui a succombé au choléra ; et c'est ce qu'on n'a pas fait. On a voulu que des hardes venant d'Oran et ayant appartenu à des militaires morts du choléra aient répandu le fléau dans Marseille. Il est certain que ces hardes n'ont pas été vendues. On a voulu que la femme d'un capitaine mort à Oran du choléra ait porté la maladie dans la maison du premier de nos cholériques, dans laquelle elle était allée loger. Ce fait n'est rien moins que prouvé. Mais voyez, pour soutenir cette importation, ce qu'on est obligé d'admettre. On est forcé de convenir qu'un ou plusieurs miasmes contagieux ont resté sur un bâtiment pendant toute la traversée et quelques jours de quarantaine sans danger pour l'équipage, puisqu'il n'y a pas eu à bord un seul malade; que ces miasmes, débarqués à Marseille, ont manifesté leur qualité éminemment contagieuse par la production d'une maladie dans laquelle la contagion a été si peu évidente que la majorité des praticiens s'est refusée à l'admettre; que des individus atteints sont allés mourir dans des villes voisines, notamment à Aix, sans leur importer le fléau, et que des milliers d'individus qui avaient communiqué avec les malades, ont reçu dans d'autres pays une hospitalité dont on n'a pas à se repentir, et que des milliers de marchandises ont pu être exportées impunément dans d'autres endroits. Pour faire croire à l'importation, il faut faire un véritable tour de force, et pour y croire il faut avoir une foi bien robuste.

Ce que nous venons de dire de l'importation du choléra-morbus à Marseille, est applicable à tous les autres pays. On ne peut pas attribuer la marche progressive que le choléra a suivie pour venir de l'Inde jusque dans nos contrées, à des miasmes contagieux qui l'auraient propagé d'un lieu à un autre. Avec l'idée de miasmes voyageurs, on ne peut pas concevoir comment il y a eu des localités respectées à côté des localités atteintes, comment le choléra a pu passer d'une ville où il exerçait des ravages, dans une autre ville éloignée de plus de cent lieues, sans atteindre les pays intermédiaires. Si le choléra se propage par des miasmes, il n'y a pas de raison pour qu'il finisse dans une localité, tant qu'il y aura communication d'un individu sain avec un individu malade. Il devrait en être du choléra comme de la syphilis, comme de la gonorrhée, qui ne quittent plus les pays où elles se sont établies.

L'opinion qui me paraît le plus en harmonie avec les faits est la suivante : des phénomènes généraux qui nous sont inconnus, mais que nous avons cru devoir rapporter à l'électro-magnétisme tellurique, ont développé le choléra-morbus dans l'Inde ; ces phénomènes s'étant reproduits de proche en proche, ont fait naître le choléra partout où ils se sont répétés.

On peut donc présumer qu'il y a eu autant de centres de création pour le choléra que ce qu'il y a eu de pays infectés. Avec cette idée on conçoit très-bien les lacunes que l'on remarque dans la marche du fléau, on comprend très-bien ses brusques recrudescences, sa réapparition dans une localité, sa cessation subite, on conçoit très-bien que sa marche n'ait pas pu être tracée d'avance, et qu'il n'ait suivi ni la direction des vents, ni le courant des rivières, ni les routes établies pour faciliter les communications d'un pays à un autre.

X.

Dans l'intervalle des deux épidémies, il y a eu quelques cas isolés de choléra à Marseille.

Nous avons reçu à l'Hôtel-Dieu, le 15 juin, une femme cholérique. Le docteur Gassier en avait constaté un autre cas le même jour.

XI.

Toulon ne nous a pas plus communiqué le choléra-morbus lors de la seconde épidémie, qu'Arles ne l'avait communiqué à Marseille, et que Marseille ne l'a communiqué à Toulon lors de la première épidémie.

Le premier cas de choléra constaté à Toulon a eu lieu le 20 juin; déjà nous avions observé deux cas à Marseille, comme je l'ai dit à la suite de la proposition précédente. Admettons même que notre proposition n'eût pas les dates à son appui, n'est-il pas plus raisonnable de penser que Toulon et Marseille ont été soumis à une même influence, que de vouloir que Toulon ait ramené le choléra dans une ville où ce fléau avait déjà paru ?

XII.

La réapparition du choléra-morbus à Marseille a coïncidé avec des brouillards épais recouvrant les bords de la Méditerranée.

XIII.

Des sujets atteints du choléra pendant la première épidémie, ont subi une nouvelle atteinte pendant la seconde.

XIV.

Les marins que nous avons reçus dans notre service ont presque tous succombé à un choléra foudroyant.

M. Cauvière attribue cette circonstance à la viciation de l'atmosphère du port dans lequel vivent les marins, par le gaz hydrogène sulfuré qui s'y dégage continuellement et en grande abondance.

XV.

Les vieillards et les sujets cacochymes résistent plus long-temps à la maladie que les adultes et les sujets vigoureux.

Nous avions à la même époque dans nos salles deux vieillards, dont l'un, âgé de 78 ans, était déjà arrivé au dernier degré de la décrépitude, et dont l'autre, à peu près du même âge, était paraplégique et avait les mains affectées d'un tremblement nerveux. A côté d'eux se trouvaient des malades jeunes et vigoureux. Nous avons perdu ces derniers en quelques heures ; les deux vieillards sont sortis parfaitement guéris.

XVI.

Le seul moyen préservatif contre le choléra est de fuir le lieu infecté.

XVII.

Les remèdes administrés à l'intérieur ne font ni le bien ni le mal qu'on leur attribue, parce qu'ils ne sont pas absorbés.

XVIII.

Le meilleur moyen d'arrêter les vomissemens, c'est de prescrire la diète absolue de boissons.

XIX.

La saignée est quelquefois avantageuse au début, inutile pendant la période algide, souvent nécessaire pendant la période de réaction.

Je dis que la saignée est inutile pendant la période de froid, parce qu'il est impossible de tirer une suffisante quantité de sang, quelle que soit l'ouverture faite à la veine.

XX.

L'absence du pouls coïncidant avec des angoisses continuelles, est un signe de mort.

XXI.

Un facies qui n'est pas profondément altéré est un bon signe.

XXII.

La cessation des selles et des vomissemens n'est pas toujours d'un bon augure.

XXIII.

La réapparition des urines est le meilleur signe.

XXIV.

Les écarts de régime pendant la convalescence sont toujours funestes, souvent mortels.

Le médecin doit avoir soin de graduer lentement l'alimentation ; s'il n'use de beaucoup de prudence, il expose ses malades à des rechutes souvent mortelles.

XXV.

Les congestions cérébrales sont une des terminaisons fréquentes du choléra.

On avait attribué cette terminaison à l'abus de l'opium, donné à très-hautes doses. Dans cette crainte, nous nous sommes abstenus de cet agent thérapeutique, et cependant nous avons observé beaucoup de congestions cérébrales.

XXVI.

Le choléra amène à sa suite des infirmités graves.

On observe fréquemment chez les sujets qui n'ont pas succombé au choléra, l'infiltration des jambes, l'engorgement des grandes articulations, une débilité musculaire qui est long-temps à disparaître, et rend la déambulation difficile; des tremblemens dans les membres ; des irritations interminables du tube digestif; des éruptions cutanées, etc.

XXVII.

La cyanose de la peau est remplacée par des rougeurs, dans la période de réaction.

Ce phénomène chimique est dû à l'action de l'air atmosphérique.

XXVIII.

L'injection des intestins est de même nature que la cyanose de la peau.

L'exposition à l'air dans les amphithéâtres de la muqueuse intestinale cyanosée la fait rougir, ce qui a pu faire croire à un état inflammatoire qui n'existait pas.

On est obligé cependant dans quelque cas de reconnaître des traces d'une phlogose incontestable.

XXIX.

L'abus des stimulans et des spiritueux pendant la première épidémie a produit beaucoup de gastro-entérites.

Il n'était pas très-rare qu'on donnât à des femmes délicates chez lesquelles on croyait reconnaître les prodromes du choléra, jusqu'à un litre de rhum ou d'eau-de-vie.

XXX.

C'est surtout pendant la période de réaction que le rôle du médecin acquiert de l'importance.

FIN.

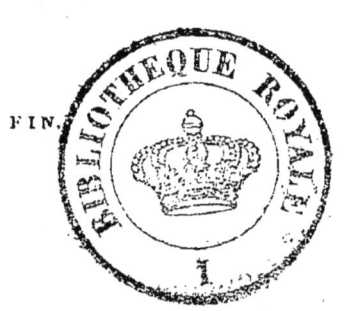